Para Audrey
y Ariane

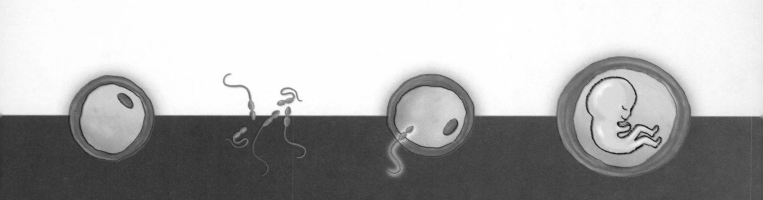

Así nacemos

Educación sexual para niños

Thalia Attié

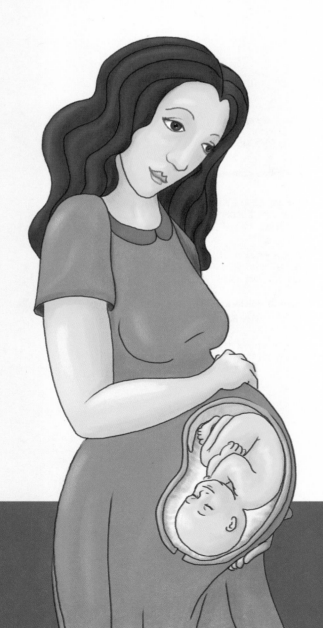

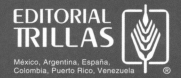

EDITORIAL TRILLAS

México, Argentina, España,
Colombia, Puerto Rico, Venezuela

Catalogación en la fuente

Attié, Thalia
    Así nacemos : educación sexual para niños :
guía para padres. -- 2a ed. -- México : Trillas, 2008.
    47 p. : il. col. ; 27 cm.
    ISBN 978-968-24-7887-1

    1. Educación sexual - Literatura juvenil.
2. Educación de niños. I. t.

D- 612.6054'A835a   LC- HQ53'A8.3   623 I

Derechos reservados
© OT, 2008, Editorial Trillas, S. A. de C. V.

División Administrativa
Av. Río Churubusco 385
Col. Pedro María Anaya, C. P. 03340
México, D. F.
Tel. 56884233, FAX 56041364

División Comercial
Calzada de la Viga 1132
C. P. 09439, México, D. F.
Tel. 56330995, FAX 56330870

www.trillas.com.mx

Miembro de la Cámara Nacional de
la Industria Editorial
Reg. núm. 158

Primera edición OT
ISBN 978-968-24-4299-5
❖(OI, OA, OM, OE, OO, SI)

Segunda edición, 2008
ISBN 978-968-24-7887-1

Impreso en México
Printed in Mexico

INTRODUCCIÓN

I. Presentación

Pensamos que la educación sexual de nuestros hijos es un asunto muy personal. Si no queremos arruinar la confianza y la comunicación con nuestros hijos, es preferible con testar a sus preguntas cuando ellos estén lo suficientemente maduros para formularlas, en el momento en que pensemos que pueden entender nuestras explicaciones, o cuan do nosotros estemos lo suficientemente aptos y maduros para hacerlo.

Por esto, quisimos presentar este libro bajo la forma de una guía. Cada padre po drá encontrar varias respuestas tanto a las interrogantes que se plantea el niño como a las preguntas que le hace. Es evidente que no damos todas las respuestas. De esta manera, cada padre podrá agregar o quitar detalles, personalizar o no los ejemplos. Cada padre podrá también encontrar las palabras adecuadas para trasmitir información o afecto a su hijo.

II. ¿Qué es la educación sexual?

La educación sexual, como toda "educación", "tiene que llegar al niño tal como es, en el momento, en vista de guiarlo hacia su destino", o sea, "hacia lo que debería ser" (B. Bettleheim, *Survivre*).

Como educación, se dirige a la personalidad del niño y no sólo a una función es pecífica de su cuerpo. Su meta es formar niños que se sientan bien, tanto en su de sarrollo afectivo como en su desarrollo corporal; es decir, formar niños, jóvenes y adultos acordes con su entidad de seres humanos, sexuados, aptos para enfrentarse a su mundo, al mundo, y aptos para llevar una vida de pareja sana, para educar a su vez a otros seres humanos adaptados a su condición.

III. ¿Cuándo empieza la educación sexual?

La educación sexual, comienza desde el nacimiento. Pero hasta que poco a poco el niño empiece a hablar y a preguntar nos daremos cuenta, a partir de la expresión verbal, tanto de su desarrollo intelectual, psicológico y afectivo como de sus preocupaciones al respecto. Lo que realmente interesa al niño, y después al joven, es saber: "¿De dónde vengo?" "¿Dónde estaba antes de nacer?" "¿Quién soy?"...

De este modo, vemos que la educación sexual contesta la pregunta de identidad al mismo tiempo que establece la filiación del niño.

IV. ¿Cómo contestar a las preguntas de sus hijos?

De una manera natural, con un lenguaje sencillo y adaptado al entendimiento y al voca bulario del niño. De todas maneras, el niño captará lo que pueda de esta explicación. A medida que crezca, volverá a preguntar cosas que se le explicaron, pero que interpretó según sus frases de desarrollo.

V. ¿Vale la pena empezar la educación sexual de un niño si éste no pregunta?

En general, no. Pero si el niño cumplió dos años y medio y no se espera otro hijo, puede aprovecharse, por ejemplo, ver a una mujer embarazada para señalar que ésta va a tener un bebé. Si el niño no pregunta más, es mejor esperar a que lo haga.

Cuando uno siente que, a partir de cierta edad, los niños hablan de estos temas con sus amigos o en la escuela, vale la pena demostrar cierta disponibilidad y cierta disposición para hablar con ellos de estos temas.

VI. ¿Para qué sirve la educación sexual?

Entre otras cosas, una educación sexual adecuada trasmite al niño confianza, tanto en sus padres como en sí mismo; sabe que puede recurrir a ellos cuando los necesite, lo que le brinda un sentimiento de seguridad. Además de este sentimiento, una educación clara, expresada con afecto, procura al niño un sentimiento tanto de pertenencia como de iden tidad. También le permite ubicarse en el mundo y le hace entrever y asumir su papel de hombre o de mujer en el futuro.

VII. ¿Cómo utilizar este manual?

Presentamos las partes de este libro con una progresión que va de acuerdo con la evo lución de las preguntas que hace el niño a medida que va creciendo. Si los padres lo consideran conveniente, estimamos que los propios niños pueden ver las ilustraciones y comentarlas a medida que los padres contestan sus preguntas. El vocabulario empleado fue el que nos pareció el más sencillo y el más natural.

El cuadro en blanco que aparece al principio del libro es para pegar una foto del (de los) niño(s), con el fin de personalizar más la educación que se le(s) da.

Esperamos que este pequeño manual ayude a mantener o a establecer un diálogo en riquecedor entre padres e hijos en esta tarea cotidiana que llamamos educación.

El separador que se adjunta permite marcar la parte del libro ya explicada al niño y que éste puede hojear solo.

Este libro es la historia de

_____

y de todos los bebés del mundo.

PARTE 1

¿Quién soy?

¿Dónde estaba antes de nacer?

A menudo estas interrogantes se traducen en la pregunta: "¿Cómo nací?" La inquietud se extiende más o menos desde los dos o tres años hasta los siete u ocho, y a veces hasta los diez u once años.

Es muy sencillo contestar esta pregunta. En este texto proponemos varias opciones que cada uno podrá adaptar a su ideología, a su concepción de la vida..., personalizando o generalizando, según su necesidad o según la necesidad de su hijo.

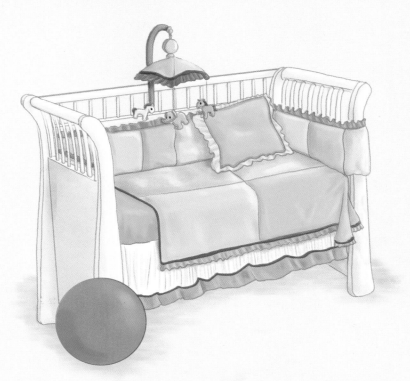

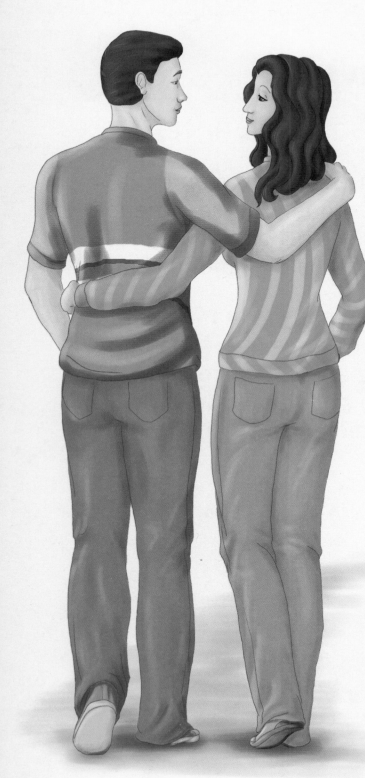

Había una vez...

—Un papá y una mamá...
(para los más chiquitos)
—Un hombre y una mujer...
(para los más grandes)

que

—se querían mucho...
—querían vivir toda la vida
juntos...

Tu papá y yo...

Tu mamá y yo...

—quisimos compartir la vida
juntos...

Ellos, como nosotros, decidieron

—casarse
—vivir juntos

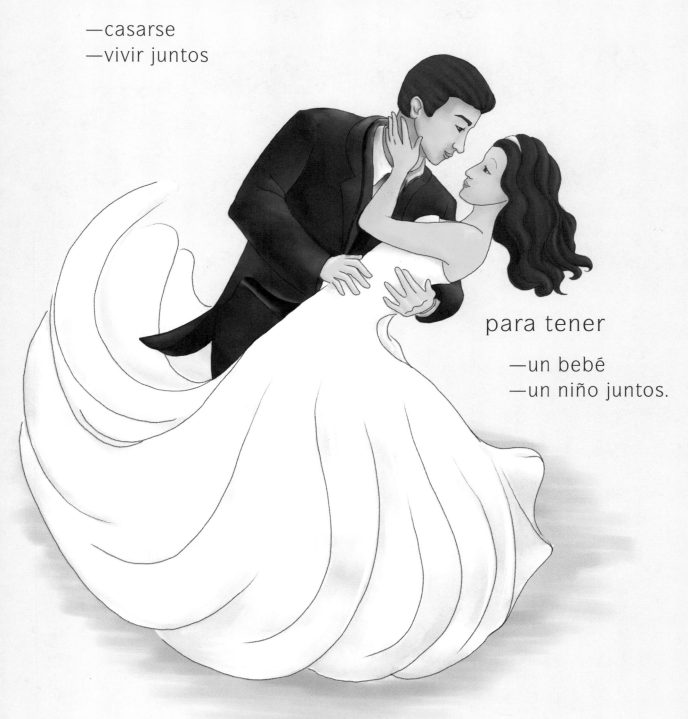

para tener

—un bebé
—un niño juntos.

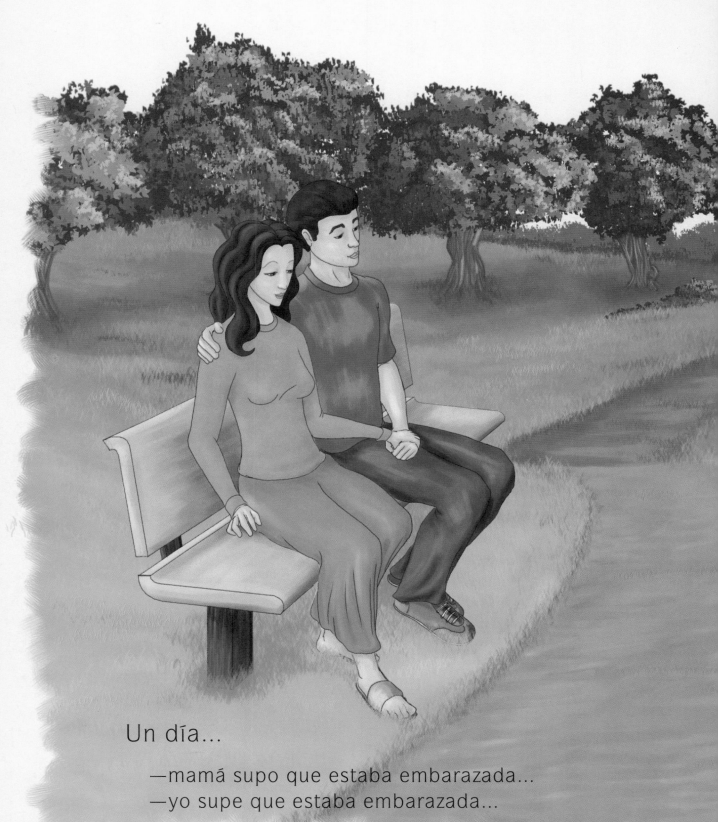

Un día...

—mamá supo que estaba embarazada...
—yo supe que estaba embarazada...

Se puso a soñar...

—Cómo sería el bebé, cómo lo
querría, cómo arreglaría su
cuarto..., cómo lo educaría...

Y el bebé creció...

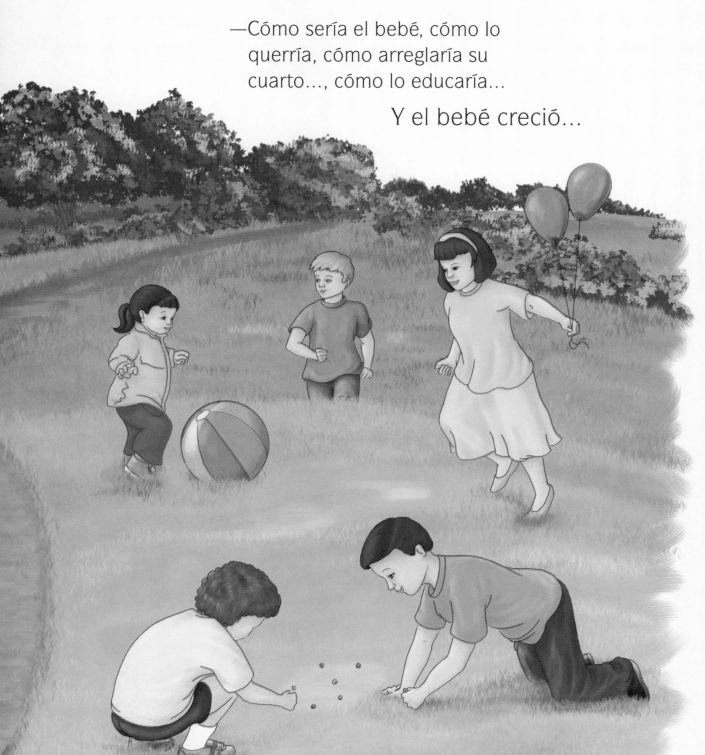

Antes eras chiquito, no más
grande que esto:

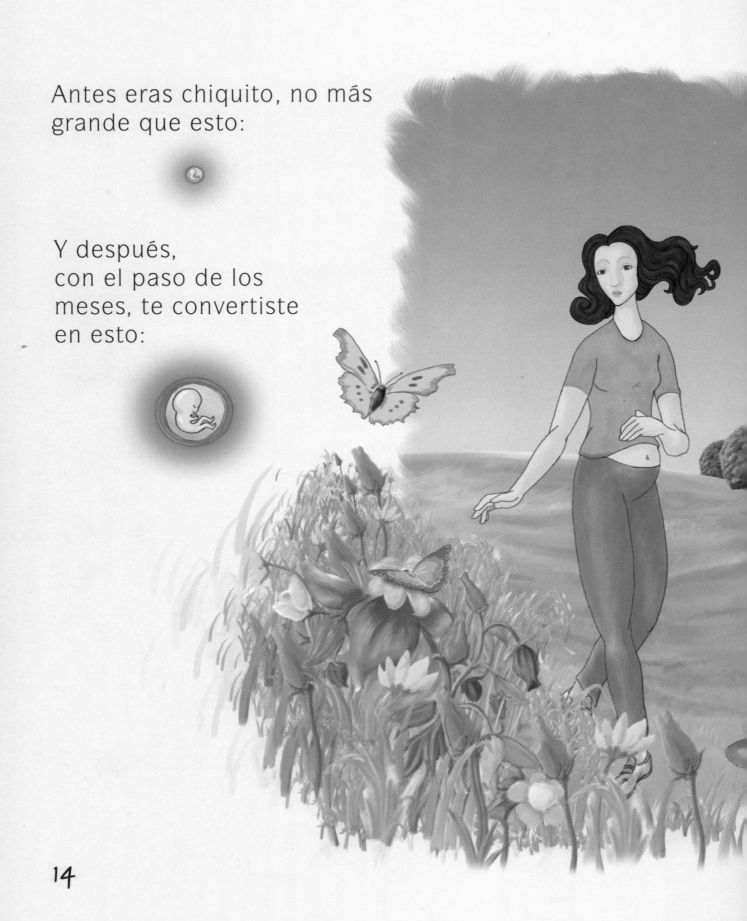

Y después,
con el paso de los
meses, te convertiste
en esto:

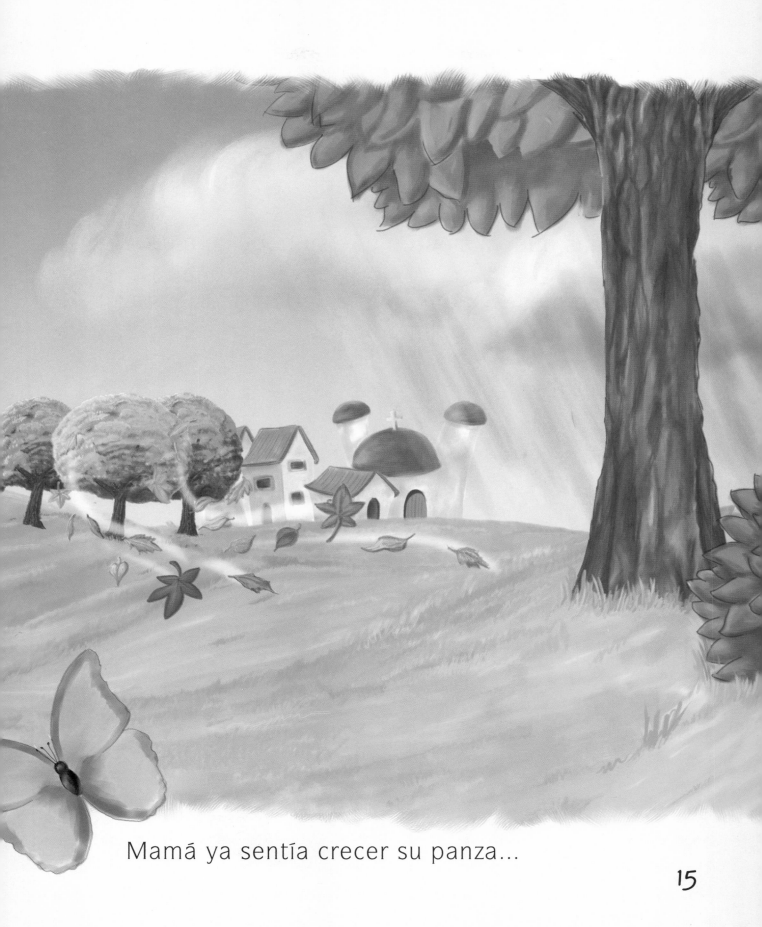

Mamá ya sentía crecer su panza...

15

Después de cuatro meses, el médico oyó los latidos de tu corazón.

Por supuesto, papá y mamá no oyeron más que un burbujeo con el aparato del médico.

Hay mamás que ya sienten que su bebé se mueve.

A los cinco meses, mamá oyó el latido de tu corazón con el estetoscopio del médico...

¡Qué bonito!

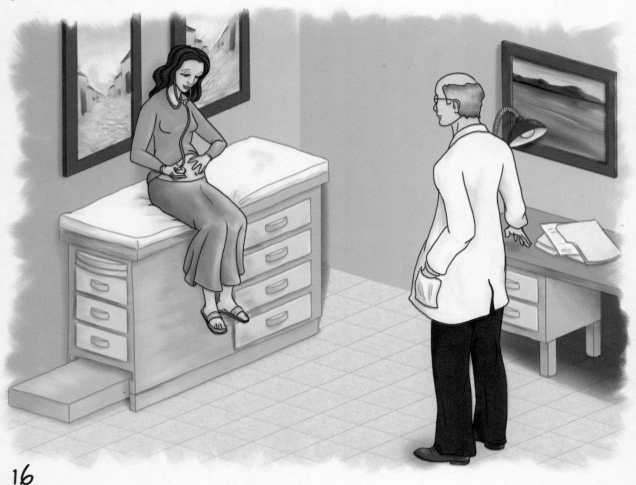

16

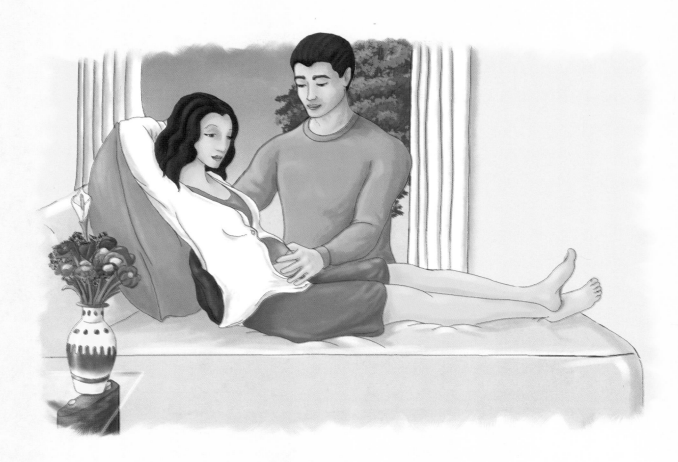

A los seis (siete) meses, te empezaste a mover en la barriga (en el cuerpo) de mamá...

—más seguido...
—más claramente...

A veces

—papá tocaba mi barriga para sentir tus movimientos...
—le decía que te tocara...

A veces, tratábamos de saber

—dónde estaba tu cabeza o tus pies...
—cómo estabas acostado...
—si te chupabas el dedo...

Hay bebés que se chupan el dedo dentro de la barriga de la mamá. Lo sabemos porque hay fotos de ello.

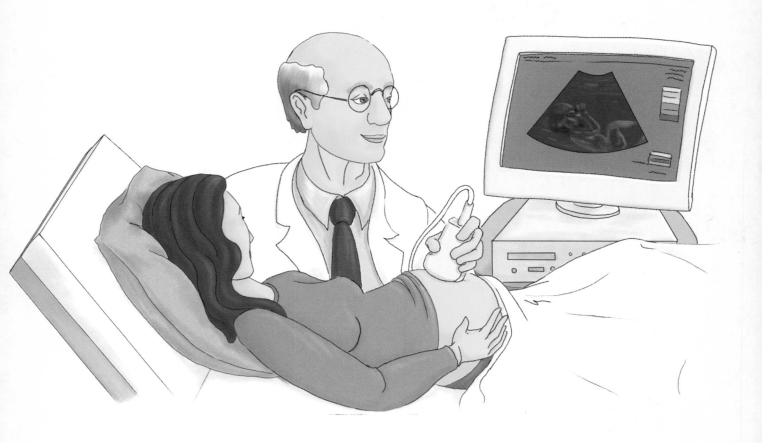

A veces se toman fotos del bebé

—porque la mamá quiere saber cómo está su hijo
—porque la mamá (los papás) quiere(n) saber si va(n) a tener un hijo o una hija
—porque el médico quiere...

18

Hay bebés que son más calmados y otros más traviesos.

—Tú eras bastante calmado. Me hacías "toc, toc" a horas regulares; te tocaba para contestarte.
—A veces te tocaba (tocaba mi barriga) para que me contestaras
—A veces yo hacía "toc, toc" sobre mi barriga para saber si no estabas dormido..., para saber qué hacías...

Tú eras travieso.
Dabas golpes fuertes y toda mi barriga saltaba.

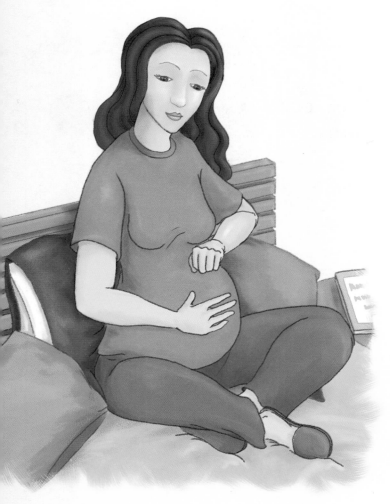

—No había que estar muy cerca de mí para darse cuenta de que te movías..., de que golpeabas...
—A veces me sonrojaba un poco, porque si platicaba con alguien y de pronto te movías, mi barriga se sobresaltaba... Pero todos nos reíamos después.

Tus pataditas jamás me dolían.

Me daba gusto sentirte.

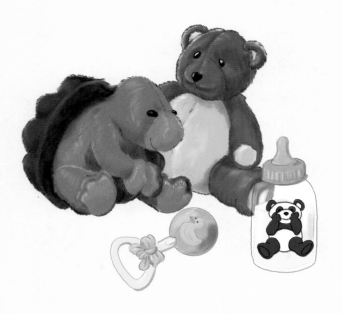

—Tenía conversaciones muy largas contigo, aunque no me oyeras.

—Esperaba que nacieras para platicarte muchas cosas.

—Empezaba a tejer tu ropa.
—Empezaba a comprarte ropa.

—Pasaba por tiendas de ropa, de muebles para niños, de juguetes, y pensaba...
—qué me gustaría comprarte...
—qué te gustaría tener...

¡Estoy segura de que sabías que pensaba en ti!

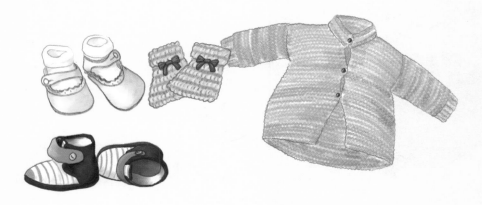

20

PARTE 2

¿Cómo salen los bebés?

¿Cómo nacen los bebés?

Un día, el bebé hace "toc, toc" para decir que quiere salir. Entonces hay que:

—llamar al médico,
—ir con el médico,

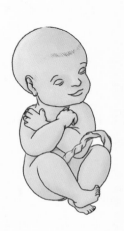

y él nos manda al hospital... y aquí estás.

El bebé quiere salir, entonces empuja.

La mamá siente que el bebé quiere salir, y trata de empujar para ayudarlo.

Los dos están muy felices, porque tanto la mamá como el bebé quieren conocerse ya.

Te imaginas, el bebé, tú, que estuviste largo tiempo en la barriga de tu mamá, te fuiste desarrollando y quisiste conocer a tu mamá, a tu papá, a tus hermanos..., al mundo, porque después de tanto tiempo:

—puedes haber llegado a aburrirte así, solito,
—ya te sientes suficientemente grande y fuerte

para vivir afuera...

Cuando naces, el médico está allí.

Te toma por la cabeza, cuando ya la sacaste un poco, para que no te caigas y después, rapidísimo, porque tienes prisa de salir, te sostiene por los pies.

Después, te aprieta el cordón umbilical con unas pinzas y lo corta, para que puedas vivir.

—cerca de mamá
—a su lado

Cuando el médico te corta el cordón umbilical:

—no duele,
—no sientes nada,
—porque es natural,
—porque así es,
—porque Dios sabe.

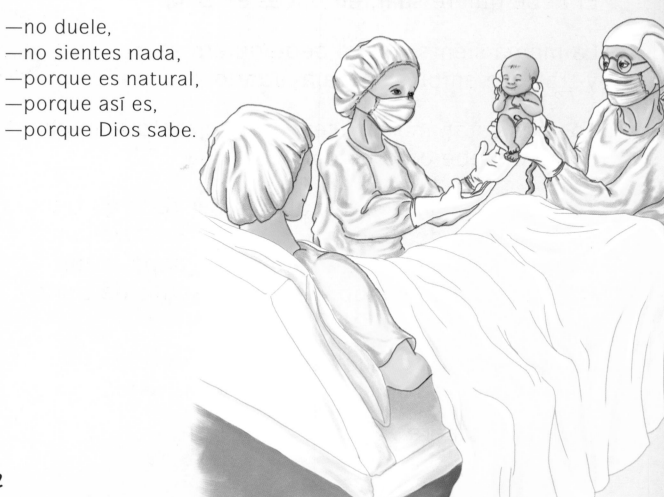

22

Los bebés tienen que aprender a respirar.
Por eso, cuando te están agarrando de los pies, el
médico te da una pequeña palmada en los hombros
o en las nalgas, que no duele, para que grites.
Es muy bonito este grito porque significa que tienes
buena salud.

Cuando sales y te agarran por los pies, te enseñan
a mamá, a papá, a las demás personas presentes...
¡Todo el mundo está feliz!

Después, el médico sigue jalando el cordón umbilical
para sacar la placenta: es por donde el bebé come,
respira; es lo que lo alimenta.

> —Es bonita.
> —Es chiquita.
> —No sabía como era.
> —Me sorprendió...

El médico a veces la enseña
a la mamá...

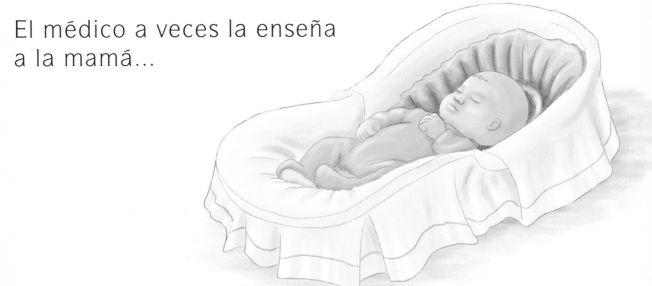

Cuando te vi:

—pensé que eras más bonito de lo que me imaginaba,

—tenías piel oscura..., clara, cabellos claros..., oscuros

—no tenías pelo...

—parecías un changuito, pero sabía que te quería mucho...

—estabas muy velludo, pero las mamás sabemos que el vello del bebé se cae después, con el tiempo...

—sentí extrañeza; jamás había visto a un bebé recién nacido,

—estabas bastante arrugado...

—eras el bebé más bello del mundo porque eras mío,

—quería tocarte...

—El médico fue muy buena gente y te puso sobre mi barriga.

—Me dejó tocarte...

—No me dejó...

—Te llevaron para limpiarte la nariz, el cuerpo.

—Para vestirte...

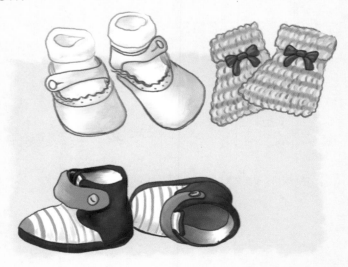

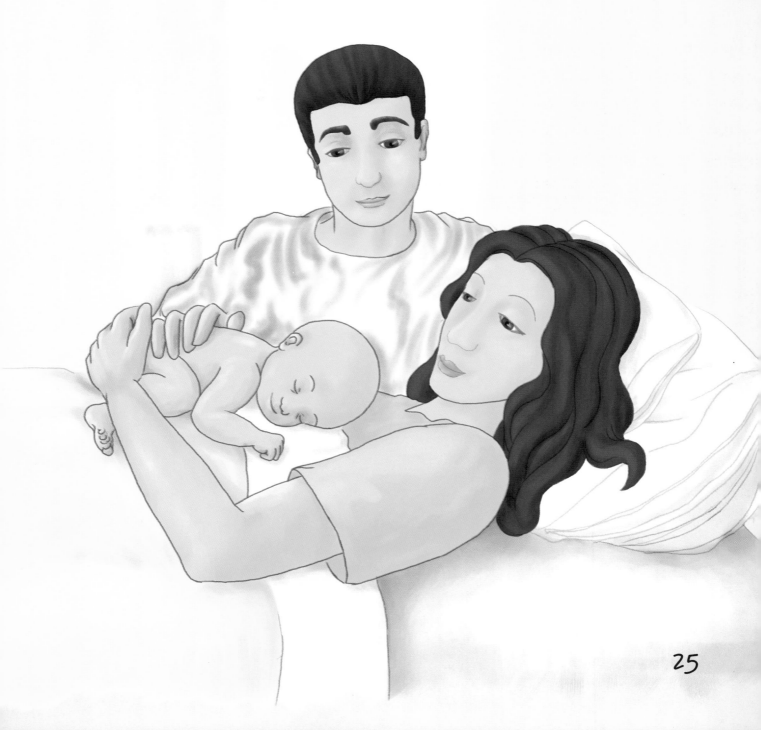

Te pusieron

—en una cuna cerca de mí para que te viera...
—en una cuna transparente,
—en mi cuarto, para que estuvieras
a mi lado,
—en una sala con otros bebés
para que no tuvieras microbios,
enfermedades.
—Estaba feliz de que te dejaran
en mi cuarto.

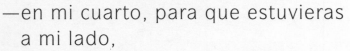

—No me agradó que te separaran de mí.
—Pensé que tenían sus razones y me conformé...

Pero sabía

—que te podía ir a ver,
—que iban a traerte a mi cuarto para que te viera...,
  te tocara...
—De todas maneras iba a verte lo más que podía, a través
  del vidrio del cuarto donde estabas.
—Me chocaba verte a través de un vidrio... pero sabía que
  iban a llevarte a mi cuarto.

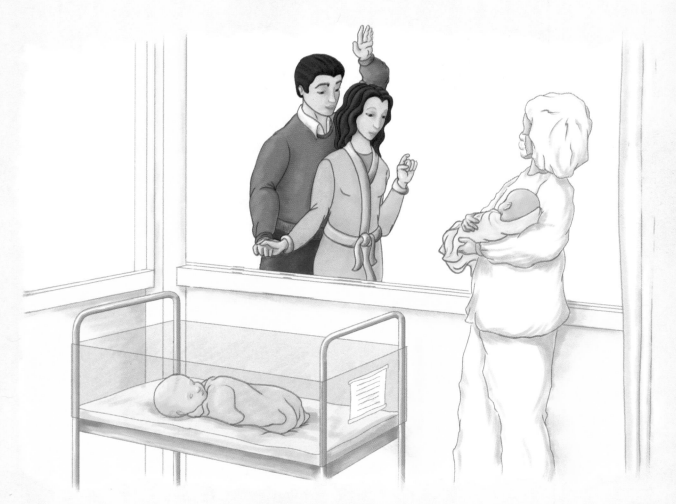

El primer día no te di pecho.
Te dieron un biberón de agua con azúcar...

   —porque un bebé no puede tomar leche el primer día,
   —porque la leche no llega enseguida al pecho de la mamá...

Pero te dejaron conmigo:

   —Tenía miedo de tocarte.
   —Nada más toqué tus manos.
   —Tenías uñas largas..., cortas.
   —Toqué algunas partes de tu cuerpo.
   —Te besé...

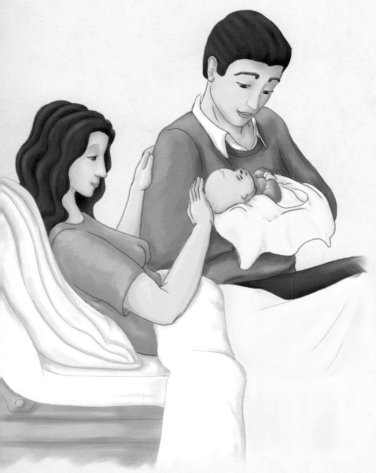

   —Quería ver cómo eras
     y deshice el pañal un poco.

   —Tenía miedo de que me
     regañaran porque no sabía
     cómo envolverte de nuevo.

   —Te desenvolví por
     completo...

   —Te di a tu papá para que te
     cargara.

   —Te entregué a tu papá para
     desenvolverte (envolverte).

   —Te di a tu abuelita...

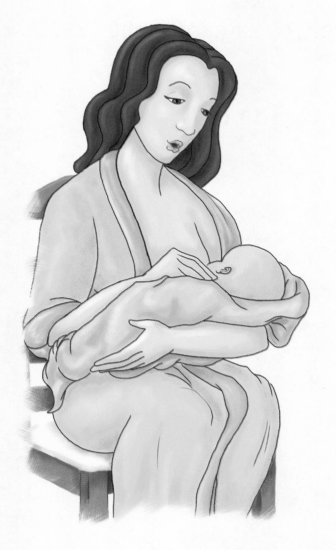

Al segundo día

—te di el pecho...
—te di el biberón...

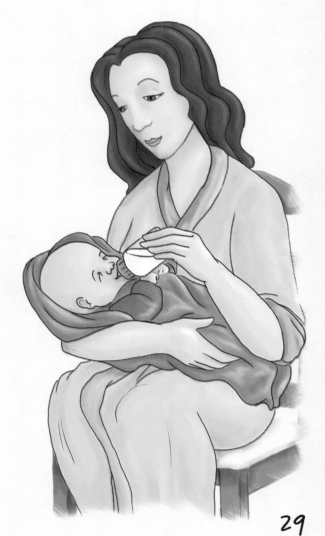

—se le olvidó a la
    enfermera traerte...
—Sentí..., me sentí...

Por fin, llegamos a la
casa.

Estaba feliz de tenerte conmigo. La casa estaba de fiesta...

Tu hermanito estaba decepcionado porque:

— estabas muy chiquito,

— no podía jugar contigo,

— no le hacías caso...

Se ponía feliz cuando:

— Le agarrabas el dedo,

— le jalabas el pelo; pero le expliqué (le explicamos):

— que no podías hacer otra cosa,

— que así eran todos los bebés,

— que pronto ibas a crecer
  y que podría jugar contigo...

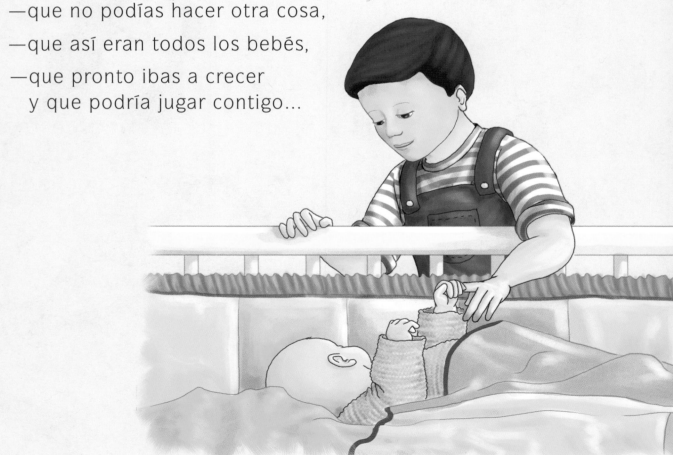

PARTE 3

¿Por dónde salen los bebés?

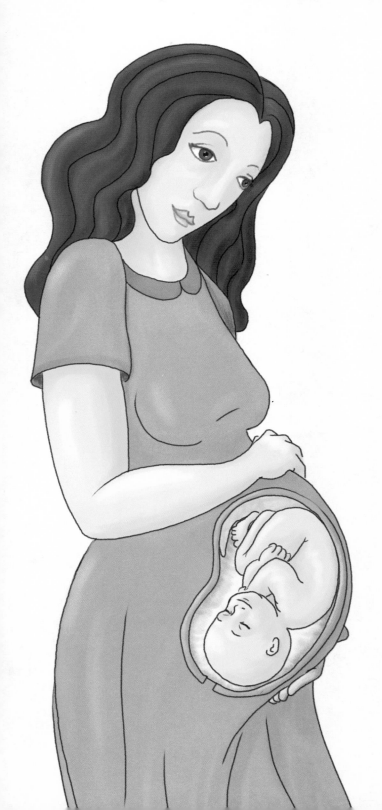

Mira este dibujo.

La mamá tiene un canal entre los canales por donde hace pipí (la uretra) y por donde hace popó (el ano). Este canal viene desde la bolsa (la matriz), en donde está el bebé.

Antes de entrar en este canal, el bebé se voltea para poder salir, porque tiene más fuerza para abrirse camino con la cabeza.

Y así, empieza a empujar.

31

Para los niños más grandes, o cuando el niño pregunta:

¿Cómo vive el bebé adentro del vientre materno?

El bebé, adentro del vientre (seno, barriga, panza...) materno, está rodeado por una bolsa con agua; es decir, vive rodeado de agua hasta su nacimiento.

Esta bolsa de agua lo protege

—de golpes, y
—hace su estancia más agradable...

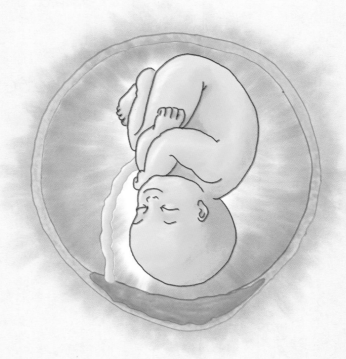

¿Cómo se sabe que va a nacer el bebé?

(Cuando la respuesta de hacer "toc, toc" ya no es suficiente.)

Se sabe que un bebé va a quedarse más o menos nueve meses en el seno (el vientre, la barriga, la panza...) materno. El médico, la mamá y el papá saben aproximadamente cuándo va a nacer.

Entonces la mamá va con el médico.

—A veces el bebé quiere salir y golpea.
  La mamá no siempre sabe de qué se trata.
  Toca su vientre (se puede indicar dónde) y lo siente duro.
  Si durante bastante tiempo el vientre se pone duro (cada cinco minutos), la mamá sabe que su niño va a nacer.
  (Se puede decir que cuando el vientre se pone duro se presentan las contracciones.)
—A veces la mamá tiene un poquito de sangre.
—A veces el bebé golpea, empuja, y la bolsa de agua (el agua que está alrededor del bebé) se rompe y el agua cae.

En todos estos casos, la mamá va con el médico, y el médico decide que vayan al hospital.

(Es preferible personalizar esta pregunta, y contar cómo supo que su bebé iba a nacer.)

A veces no pasa nada de esto.
Pero el médico puede saber que
el niño quiere nacer porque el
canal se abre un poco.

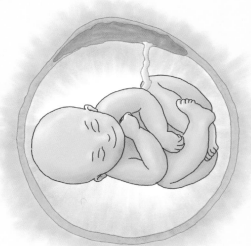

Cuando el canal se abre cinco
o seis centímetros, el bebé
quiere salir. Cuando llega
a diez u once centímetros,
el bebé ya está naciendo.

—Hay bebés que no se voltean.
—Hay bebés que, por los huesos de
  la mamá, no pueden pasar.
—Hay bebés bastante flojos, que son felices donde están...
—También hay bebés que se enredan con el cordón umbilical
  (porque jugaron con él)...
—Existen también médicos con mucha prisa...

Entonces el médico tiene que cortar tantito la barriga
de la mamá, para sacar al bebé.

Claro, un bebé que nace así está mucho menos
arrugado que un bebé que sale por el canal.

Pero siempre es preferible, cuando se puede, dejar
que el bebé salga por el canal.

34

La llegada al hospital

(Opcional. Se puede contar o no.)

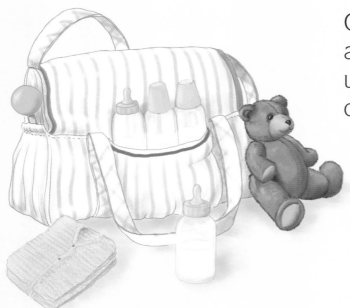

Cuando una mamá llega al hospital, siempre tiene una mochila con algunos objetos para el bebé.

—Tenía todo lo que
  necesitabas...
—Tenía cosas para vestir
  a cinco bebés...
—Tenía todo lo que era
  inútil...
—Se me había olvidado la
  mitad...

Cuando una mamá llega al hospital, le ponen suero; es una inyección con una jeringa conectada a una botella:

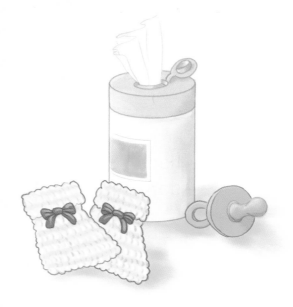

—para dormirla, si es
  necesario
—para cualquier cosa que
  necesite...

No duele.

PARTE 4

¿Cómo se hacen los bebés?

Se necesitan dos semillas.

Una de la mamá, que es así: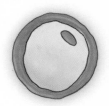

y una del papá, que es así: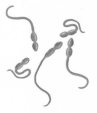

Estas dos semillas
—se juntan...
—se casan..., y

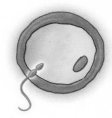

—hacen
—dan

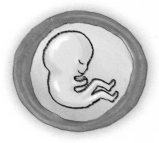

un bebé.

¿Por qué tengo...?

¿Por qué tengo los ojos claros y mi hermano los tiene oscuros?
¿Por qué esto así, de esta forma y no de esta otra, de este color... con este carácter...?

Es porque cuando un papá y una mamá deciden hacer un bebé, no pueden mezclar las semillas como quieren.

Ellas se mezclan y dan ojos azules o cafés..., cabello liso o rizado..., y es lo mismo para todo.

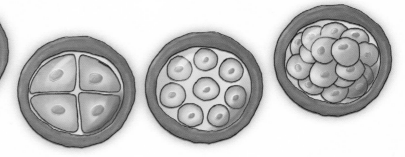

¿Cómo llegan a juntarse las semillas?

(Aquí depende de la edad del niño)

—Se juntan en la barriga,
(vientre, seno)... de la mamá.

¿Cómo llega la semilla del papá al vientre materno?

—Por el mismo canal por
donde sale el bebé.

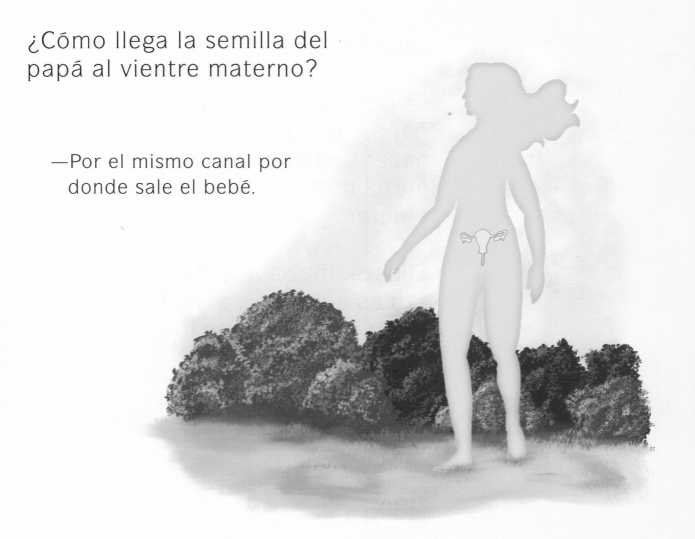

¿Todas las semillas dan un bebé?

—No. Son muchas las semillas del papá que entran en el
   vientre (matriz) de la mamá, y nada más una sola logra
—penetrar,
—casarse,
—juntarse

con la semilla de la mamá.

Estas dos semillas

   —dan
   —hacen

un bebé.

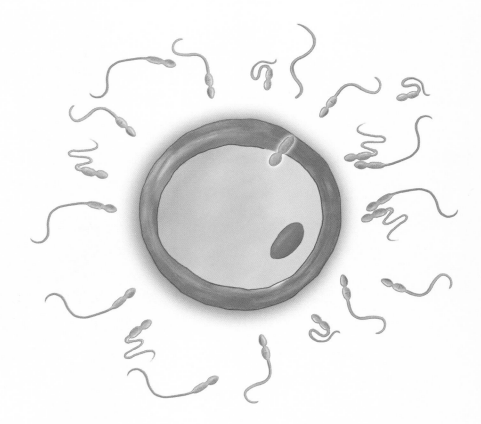

La mamá tiene una semilla

   —cada mes,
   —regularmente.

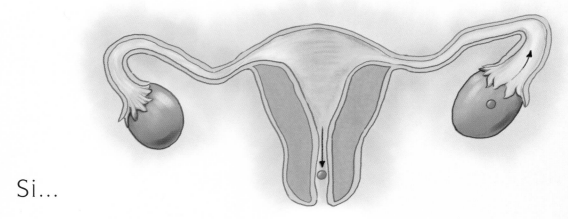

Si...

   —no quiere
   —no puede

tener un bebé, la semilla se cae. Por eso, mamá
(todas las mamás) sangra cada mes. No duele.

Cuando esto sucede, la mamá usa toallas higiénicas
para absorber la sangre. Es como un pañalito.

   (Se puede contestar de la misma manera a la pregunta:
   ¿Para qué sirven las toallas higiénicas?)

También se puede explicar que la semilla de la
mamá se llama óvulo, que a la semilla del papá
se le conoce como espermatozoide y que el flujo
menstrual se llama regla.

¿Cómo se sabe que una mamá
—espera un bebé?
—está embarazada?

Una mamá sabe que está embarazada cuando:

- —ya no se cae su semilla,
- —cuando ya no tiene su regla,
- —cuando ya no sangra cada mes.

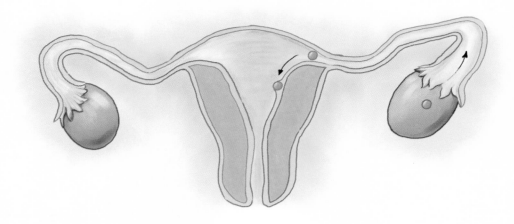

Y así, durante todo su embarazo, ya no tiene regla.

Las semillas del papá

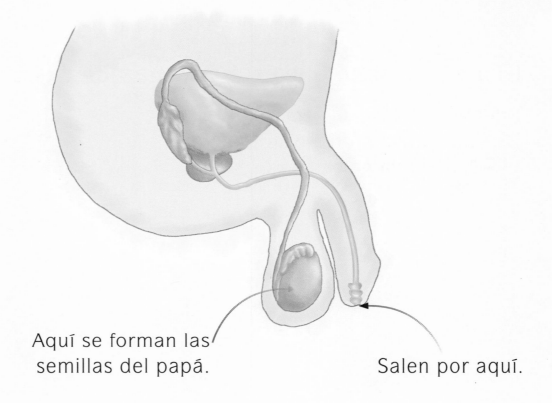

Aquí se forman las
semillas del papá.

Salen por aquí.

Las semillas no se equivocan.

Cuando el joven o el papá quiere hacer pipí,
sale la pipí.

Cuando las semillas son las que quieren salir,
únicamente salen ellas.

¿Siempre obedecen las semillas?

No. Las semillas no pasan solas, y no siempre obedecen. Por ejemplo: conoces el caso de esta señora que quiere tener un hijo, pero no puede.

No se puede tener hijos

—a veces a causa de la mujer...
—a veces a causa del hombre...

También conoces el caso de esta otra señora que tiene muchos hijos y no quería tener otro, pero que está embarazada.

No quería tener otro

—porque no era razonable tenerlo,
—porque se cansa mucho con tantos hijos...

Para no tener hijos, hay parejas, padres, que se cuidan.

Hay que tomar precauciones para no hacer un bebé.

Las semillas no siempre obedecen.

Los gemelos

¿Cómo se tienen gemelos?

Los gemelos idénticos vienen del encuentro de una sola semilla de la mamá (óvulo) y de una sola semilla del papá (espermatozoide).

La célula o el huevo que nace de este encuentro se divide en dos, y cada una de esas partes va a dar un bebé.

Estos dos bebés se forman y son alimentados por la misma placenta.

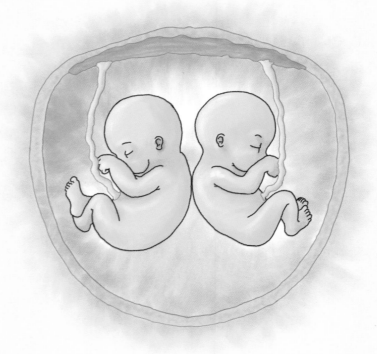

Los gemelos que no son
idénticos provienen del
encuentro de dos óvulos
con dos espermatozoides
distintos. Aquí, cada uno
de los bebés va a tener
su placenta.

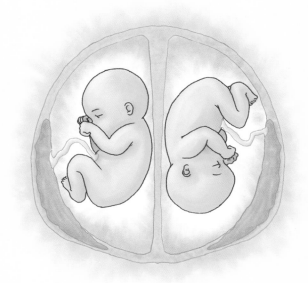

Los gemelos no salen al mismo tiempo del vientre de
la mamá. Primero sale uno y después el otro.

El que nace primero está considerado como el más
joven, porque se estima que el que nace después
escogió primero su lugar en el vientre materno.

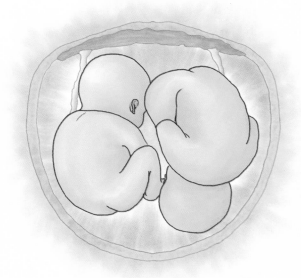

Mira este dibujo.
El primero de los gemelos
que va a salir, ya se
volteó.
Así deja lugar para que su
hermanito se voltee
y salga a su vez.

¿Cómo entra la semilla del papá?

Te expliqué que la semilla del papá
entra por el canal por donde
sale el bebé.

Además, sabes por dónde sale la
semilla del papá.

Cuando dos personas se quieren,
anhelan estar muy cerca y se
abrazan muy fuerte. El pene del
papá (del hombre) se pone duro
y erguido. Así puede entrar en el
canal (la vagina) de la mamá.

Y así se quedan abrazados muy
fuerte y las semillas
del papá salen.

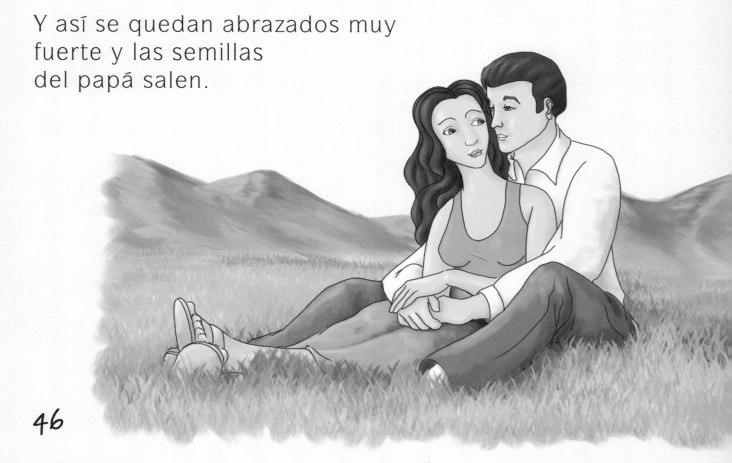

46

Es muy bonito cuando dos personas
se quieren y desean hacer un niño
juntos para cuidarlo, guiarlo
y verlo crecer para que, a su vez,
forme una pareja que esté feliz de
compartir su vida en común.

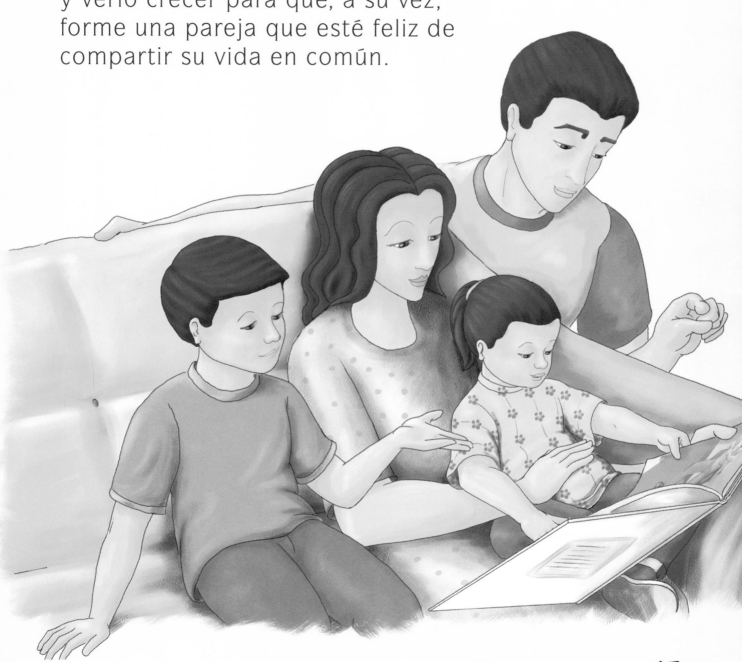

La publicación de esta obra la realizó
Editorial Trillas, S. A. de C. V.

División Administrativa, Av. Río Churubusco 385,
Col. Pedro María Anaya, C. P. 03340, México, D. F.
Tel. 56884233, FAX 56041364

División Comercial, Calz. de la Viga 1132, C. P. 09439
México, D. F. Tel. 56330995, FAX 56330870

Se imprimió en
septiembre de 2008,
en Irema, S. A. de C. V.
B 100 RASS